LA DIETA SIRT DEL 2021

Il libro più completo, semplice e dettagliato per perdere peso e bruciare i grassi velocemente attivando il tuo Gene Magro. Dimagrisci Bruciando Grasso Addominale, Mantenendo Massa Magra e Muscoli.

BONUS: Include ricette e piano settimanale

| Edizione Aprile 2021|

Dott.ssa Lorena De Marco

Indice

Legale ed esonero di responsabilità

Le informazioni contenute in questo libro e il suo contenuto non sono progettate per sostituire o sostituire qualsiasi forma di consulenza medica o professionale; e non intende sostituire la necessità di consulenza o servizi medici, finanziari, legali o di altra natura indipendenti, come potrebbe essere richiesto.

Il contenuto e le informazioni di questo libro sono stati forniti esclusivamente a scopo educativo e di intrattenimento.

Il contenuto e le informazioni contenute in questo libro sono stati compilati da fonti ritenute affidabili ed è accurato al meglio delle conoscenze, informazioni e convinzioni dell'autore.

Tuttavia, l'autore non può garantirne l'accuratezza e la validità e non può essere ritenuto responsabile per eventuali errori e/o omissioni. Inoltre, vengono periodicamente apportate modifiche a questo libro come e quando necessario.

Introduzione

In cosa consiste la Dieta Sirt?

Il termine "dieta" da sempre viene associato ai significati di "rinunce" e "obblighi" a cui bisogna sottoporsi quando si vuole ottenere il peso forma desiderato. Chi l'ha detto, però, che deve essere necessariamente una rinuncia ed un obbligo? La dieta Sirt potrebbe rappresentare la valida alternativa a quanto descritto. Chiamata anche dieta del "gene magro", la dieta Sirt è il metodo più in voga nell'ultimo periodo per tornare rapidamente in forma e, soprattutto, senza dover faticare con l'attività fisica e digiunare in maniera massacrante.

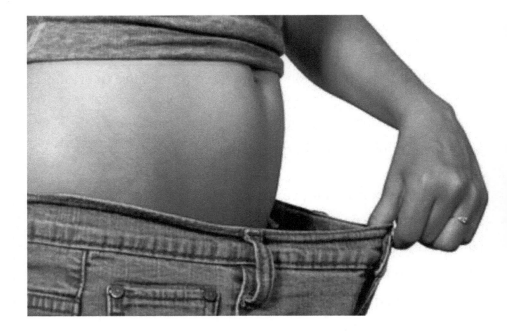

Assicura, infatti, la perdita di peso attivando il metabolismo e, senza dover escludere nessun cibo, grazie ad un regime alimentare innovativo, basato sulle proprietà nutrienti degli alimenti che rientrano nello specifico piano. Questi alimenti, scoperti recentemente, sono in grado di attivare una famiglia di geni che esistono in ognuno di noi: le "sirtuine".

La dieta trae il suo nome proprio da quest'ultime: una particolare classe di proteine che mantengono in salute le cellule del corpo, fondamentali sia per il metabolismo che per la protezione dell'organismo da eventuali stati infiammatori.

Ad elaborare questo metodo sono stati due nutrizionisti noti nel Regno Unito e in Irlanda, Aidan Goggins a Glen Matten che, ormai, godono di fama mondiale. Le ricerche messe a punto dagli esperti dimostrano che il consumo di alcuni alimenti attiva il gene della magrezza, fa bruciare i grassi in deposito nel corpo, favorendo una rapida perdita di peso.

La dieta Sirt prevede un programma da seguire in maniera molto scrupolosa per 3 settimane e promette di far perdere ben 3,5 kg già nei primi 7 giorni. Si può dimagrire, quindi, mangiando fragole, cioccolato e vino rosso. Una cosa inimmaginabile prima delle recenti scoperte. Questa triade di alimenti dalle preziose proprietà benefiche, infatti, è considerata un valido alleato per una forma fisica assolutamente invidiabile.

Diventata particolarmente popolare in quest'ultimo periodo, è il regime alimentare a cui si è sottoposta **anche la cantante britannica Adele che si è mostrata al pubblico in forma smagliante, con ben 30 kg in meno.**

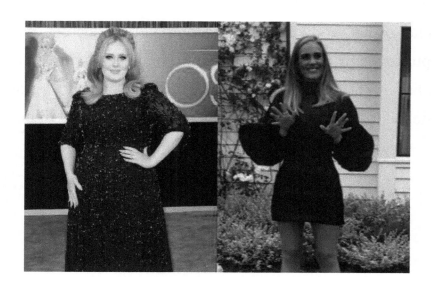

Oltre all'artista ex curvy, sono diversi i personaggi del mondo dello spettacolo che hanno deciso di testare la dieta, anche Pippa Middleton, sorella di Kate, il pugile Anthony Ogog, il campione olimpico di vela Ben Ainslie e la modella Jodie Kidd l'hanno sperimentata per rimettersi in forma.

Cosa sono le Sirtuine?

Di seguito spiegheremo cos'è esattamente il gene della magrezza. Le sirtuine sono enzimi deacetilasici NAD dipendenti. Il gene *Sir2* (Silent information regulator 2), da cui prendono il nome, è uno dei primi geni della longevità ad essere stato individuato. Ben sette sono i geni appartenenti alle sirtuine (SIRT1-7): il gene equivalente al Sir2 è il SIRT1 (Sir2 homolog 1) che ha la capacità di de-acetilare le proteine nucleari e citoplasmatiche che controllano i processi cellulari critici, tra i quali il metabolismo. SIRT1, esattamente, controlla la produzione di insulina e di glucosio e il metabolismo lipidico. Possiedono un ruolo antiaging, in contrasto all'invecchiamento cellulare che migliora lo stato generale di salute, così le sirtuine da marcatori dimagranti a elisir della longevità.

Le sirtuine, nello specifico, lavorano sui processi fisiologici del dimagrimento, agendo sul particolare meccanismo che si attiva quando si ingeriscono cibi raffinati o dolci: la resistenza all'insulina. L'innalzamento dell'insulina si verifica, appunto, dopo aver mangiato alimenti dolci e raffinati e, tale aumento, causa progressiva infiammazione nell'organismo. Esattamente quando si innalza l'insulina, si innesca di riflesso un meccanismo di resistenza che infiamma i tessuti. Questi ultimi, se infiammati, possono mutare in tessuti acidificati che sono alla base di diverse malattie, anche tumorali e degenerative.

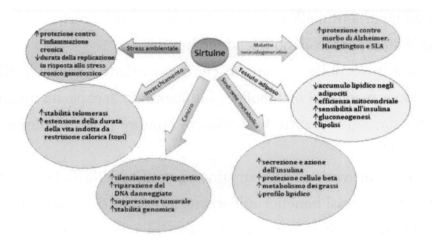

Le sirtuine, come evidenziato da diversi studi scientifici, regolano i processi metabolici legati alla resistenza insulinica, giocando un ruolo fondamentale nell'epigenetica e, soprattutto, nella salvaguardia contro le malattie tumorali. La loro funzione è sintetizzabile come una vera e propria attività di "sentinelle di controllo", soprattutto difronte all'invecchiamento cellulare.

Con l'avanzare dell'età, infatti, si registrano danni maggiori arrecati da uno stile di vita non sano, cibi e abitudini sbagliate come l'eccesso di fumo o di alcol. La sirtuina ha dunque funzione primaria, soprattutto nei mammiferi, poiché controlla i geni che non devono essere attivati, garantendo, inoltre, che persistano in uno stato di "non azione".

Quando si verifica un danno al DNA, causato dai radicali liberi ad esempio, tale meccanismo entra più spesso in azione, in quanto la riparazione del danno rappresenta l'urgenza maggiore per l'organismo e, di conseguenza, le sirtuine abbandonano la loro

11

funzione di sentinelle. Quando ciò accade, si attivano alcuni geni che le stesse controllano e rendono inattivi.

E' incontrovertibile, comunque, che il loro effetto è e resta quello di "super regolatori metabolici", influenzando la capacità umana di bruciare grassi, oltre a migliorare l'umore e contribuire alla longevità.

Pertanto l'attivazione delle sirtuine è garantita dalla dieta Sirt che apporta gli stessi benefici sull'organismo senza dover digiunare. A differenza di altre diete che eliminano i cibi, la dieta Sirt, invece, consiglia e spiega quali alimenti inserire nella propria alimentazione quotidiana. Tale caratteristica rende il programma alimentare molto efficace e soprattutto facile da seguire.

Dieta Sirt e come combatte i grassi

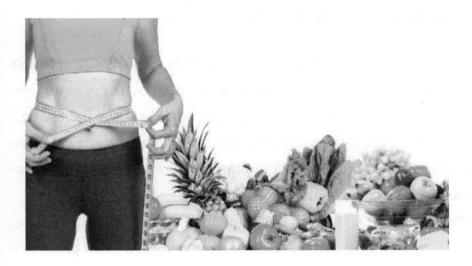

La Dieta Sirt, come più volte evidenziato, consiglia di introdurre all'interno dell'alimentazione dei cibi specifici che lavorano come brucia grassi sui depositi corporei, ossia fanno perdere le calorie ingerite, senza particolari rinunce per combattere il grasso in eccesso.

Continuano ad essere ancora numerosi gli studi scientifici che mostrano che il digiuno, ovvero una moderata restrizione calorica quotidiana o, anche il digiuno ad intermittenza, possano far perdere i chili in eccesso, abbassando il rischio di contrarre diverse malattie. E questo è ampiamente risaputo e sperimentato.

La scoperta inaspettata e al contempo sorprendente è che molti cibi, già presenti nella nostra cucina tradizionale, aiutano a dimagrire più facilmente e, soprattutto, sono capaci inibire il deposito di adipe, che si accumula in particolare su determinate zone del corpo come la pancia ed i fianchi.

E' vero, quindi, il digiuno attiva infatti le sirtuine che ci fanno dimagrire; ma come abbiamo visto, l'accumulo dei grassi, le cellule e le sostanze nocive vengono eliminate anche in base agli alimenti che ingeriamo. Quindi non siamo più costretti a soffrire la fame, la conseguente irritabilità, stanchezza o perdita di massa muscolare per ritornare in forma.

Per evitare gli effetti negativi e migliorare la performance fisica, la dieta Sirt propone quelli che sono considerati i cibi giusti per stimolare il "gene magro". Questi azionano anche altri benefici in termini di benessere in generale tra cui: l'aumento della resistenza allo stress, livelli più alti di energia e di attenzione, soprattutto nelle situazioni in cui si dispone di un basso introito calorico.

La dieta Sirt, inoltre, aiuta a proteggersi dall'obesità e da consecutive malattie croniche; infatti, la riduzione delle calorie invoca un calo dei livelli insulinici e, inoltre, in risposta al deficit energetico si osserva una significativa diminuzione della massa adiposa.

Dieta Sirt e massa muscolare

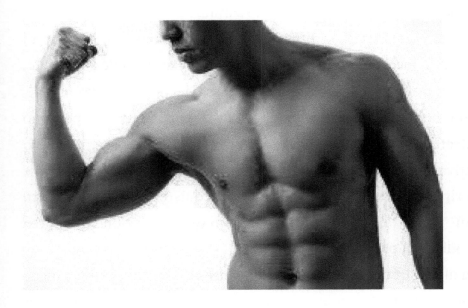

La Dieta Sirt, nota per essere stata sdoganata dalle star di tutto il mondo, trova la sua notorità anche presso gli specialisti della forma fisica e i preparatori atletici. In diverse palestre, infatti, dopo averne seguito attentamente gli sviluppi, viene consigliato il regime alimentare a quanti desiderano eliminare la massa grassa e puntare su quella muscolare, senza dover assolutamente faticare. I cibi sirt risvegliano non solo il gene della magrezza, ma anche il funzionamento corretto dei processi metabolici per rimanere in forma.

Praticare regolarmente attività fisica è fondamentale per la salute, lo sappiamo tutti. Ma questa volta non sarete voi a dover faticare perché gli alimenti adeguati faranno il lavoro al posto vostro. Con la dieta Sirt, infatti, non è più necessario stressarvi con ore e ore di palestra e allenamenti intensi, correre e sudare: il dimagrimento è dato dai cibi che saranno consumati.

E, quando si riuscirà a dimagrire, non sarà la massa muscolare ad essere intaccata in alcuna maniera come succede nelle altre diete, ma smaltiremo soltanto la massa grassa dal nostro corpo.

Con altre diete, perdendo 3,5 kg a settimana, si perdono altrettanti 900 grammi di muscoli. I cibi Sirt, invece, non solo attivano il consumo di grassi, ma promuovono anche la crescita e la riparazione muscolare. Pertanto si acquisterà anche un aspetto più tonico e, in linea generale, una composizione corporea migliore di prima.

La dieta Sirt ormai è una strategia vincente per gli sportivi, poiché permette loro di raggiungere tutti gli obiettivi prefissati nel minor tempo possibile.

Ad assicurarlo sono gli stessi promotori del programma, Goggins e Matten, che escludono la perdita della massa muscolare. Garantendo inoltre, al termine della dieta, che non si corre il rischio di riprendere i chili smaltiti, anche senza dover ricorrere all'aumento dell'attività sportiva o alla privazione di qualsiasi cibo. Nessun dubbio, quindi, sul rapido dimagrimento iniziale che è dovuto principalmente all'assunzione di poche calorie e non soltanto ad una perdita di glicogeno, la scorta di glucosio presente nell'organismo.

Benefici per la salute della Dieta Sirt

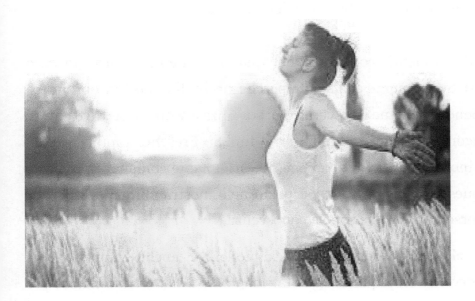

I sirt food, oltre ad incentivare il dimagrimento per una forma fisica smagliante, garantiscono totale benessere al corpo sotto diversi punti di vista. Scopriamo nel dettaglio, quindi, quali sono i benefici per la nostra salute praticando la dieta Sirt.

Nelle pagine precedenti si è ampiamente parlato dell'attivazione delle sirtuine, ma questo beneficio, portato dagli specifici elementi che appartengono al piano Sirt, non è di certo l'unico. Tra gli altri effetti positivi sul nostro che organismo i registra sin da subito:

il miglioramento della memoria;

la pulizia dai radicali liberi;

la soppressione dell'appetito;

il controllo degli zuccheri nel sangue e, come abbiamo appena visto, anche la costruzione dei muscoli.

Gli alimenti contenuti nel piano alimentare Sirt giovano particolarmente alla salute perché ricchi di importanti proprietà benefiche come il resveratrolo: sostanza a scopo protettivo contro agenti patogeni come batteri o funghi. Presente soprattutto nel vino rosso e prodotta anche da varie piante come more e cacao, questa sostanza trova già posto nella nostra alimentazione, ma forse non tutti ne sono a conoscenza.

I cibi Sirt contribuiscono a moderare anche l'appetito del cervello: stop quindi agli stati depressivi e al cattivo umore per perdere peso.

Inoltre questi alimenti altro non sono che efficaci antiossidanti, antinfiammatori e vaso protettori, soprattutto contro alcune malattie croniche e tumori. Motivazioni in più, queste, per assumere i sirt food anche in assenza di obiettivi specifici di dimagrimento.

Nonostante il programma si configuri come un vero e proprio concentrato di benefici, gli specialisti raccomandano che non bisogna esagerare con i temi di esecuzione, ovvero non è da seguire sempre.

Per alcuni, ad esempio, è sufficiente ripeterla soltanto due volte all'anno, mentre per altre persone potrebbe andar bene anche ogni tre mesi.

Ovviamente la scelta del periodo dipende soprattutto da una serie di fattori soggettivi, tra cui la corporatura e il metabolismo.

Cibi Sirt

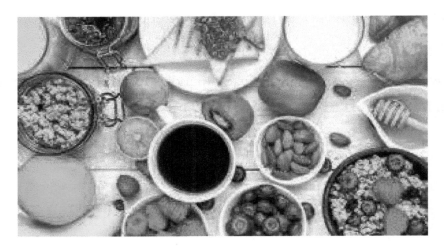

La dieta Sirt si concentra sui composti vegetali capaci di aumentare il livello di sirtuine nel nostro corpo, come ad esempio il vino rosso, il cioccolato fondente, l'olio extravergine, la carne e il pesce, tutti alimenti Sirt che contribuiscono a bruciare i grassi e a dimagrire ma che altre diete tendono a escludere.

Invece questi cibi sono ricchi di particolari nutrienti che favoriscono il dimagrimento più velocemente di quanto nostro corpo non farebbe normalmente. Vediamo, nel dettaglio, qual è l'elenco degli alimenti che rientrano nella Dieta Sirt e che si possono introdurre anche nell'alimentazione quotidiana.

Nei benefici apportati da questi alimenti abbiamo visto che sono ricchi di polifenoli, un gruppo di composti chimici vegetali. Alcune piante sono maggiormente ricche di questa proprietà e con il loro centrifugato si realizza il succo Sirt.

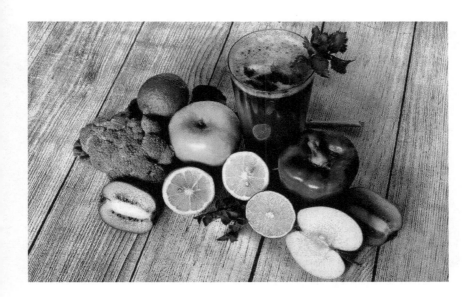

Di seguito ecco l'elenco dei "sirt foods" che aiutano a svegliare il nostro metabolismo. Inoltre sono facilmente reperibili e altrettanto facili da introdurre nella dieta poiché buoni e dal sapor gradevole. Si precisa che ad accompagnare questi elementi c'è anche un liquido tipico del piano, nonché alla base della stessa dieta: il "succo verde".

Si tratta di un centrifugato esclusivo che depura e sazia allo stesso tempo. La fase iniziale della dieta pone come cibo principale proprio questo succo.

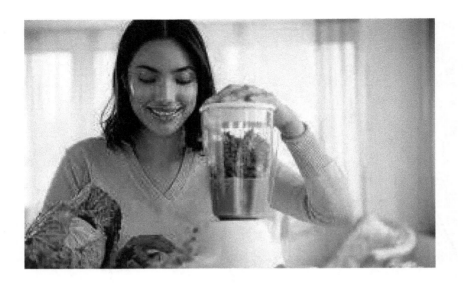

Esso è di colore verde perché gli ingredienti al suo interno sono di tutti di questo colore. Per la preparazione del succo occorre centrifugare (ingredienti per una porzione):

- 75 grammi di cavolo riccio
- 30 grammi di rucola
- 5 grammi di prezzemolo.
- 150 grammi di sedano verde con le foglie
- mezza mela verde grattugiata
- mezzo limone spremuto
- mezzo cucchiaino di tè matcha

Questi ultimi due ingredienti servono per arricchire sostanze antiossidanti e di vitamine tutto il composto che non è altro che un beverone detox completamente naturale.

Preparazione:

- ✓ mescolare le verdure e centrifugarle
- ✓ frullare la mela e il sedano
- ✓ spremere il limone
- ✓ mettere un po' di succo in un bicchiere e aggiungi il tè matcha mescolare per far sciogliere il tè
- ✓ aggiungere il resto del succo e re tutto il composto ottenuto.

Si ricorda che il succo Sirt va preparato sempre al momento e non va conservato frigorifero, poiché si rischia che possa perdere i benefici delle sostanze nutritive al suo interno.

Lo vedremo meglio successivamente ma possiamo già anticipare che questa bevanda deve essere consumati 1 ora prima del pasto solido oppure 2 ore dopo.

Il Peperoncino

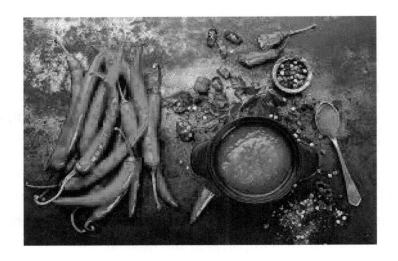

E' un alimento sirt tra i più perfetti e completi poiché conferisce anche una marcia in più alle pietanze. Da sempre utilizzato nella nostra cucina tradizionale come spezia per condire e insaporire le nostre ricette, il peperoncino è molto ricco di sirtuine che si attivano anche facendo digiuno. La sua particolarità è la piccantezza che gli viene conferita dalla capsaicina, una sostanza rubefacente in grado di aumentare il flusso di sangue. Le proprietà benefiche contenute sono: vitamine C, E, K, B, A, calcio, rame e potassio, carotenoidi, bioflavonoidi e lecitina. In particolare è ricchissimo di principi attivi e pertanto viene usato anche per contrastare l'artrite e i dolori muscolari. Contrasta l'insorgere di batteri, abbassa anche il colesterolo. E' preferibile la variante piccante, quella thailandese è tra quelle consigliate, ma attenti a non esagerare con la quantità perché è il livello di piccante è più elevato.

Il cioccolato fondente

E chi avrebbe mai detto che il cioccolato aiutasse a dimagrire: una scommessa persa già in partenza. Eppure, con il programma Sirt, c'è da ricredersi.

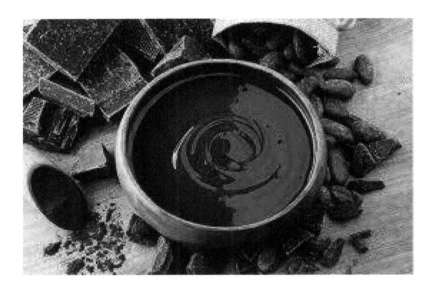

Il cioccolato è un valido alleato per chi desidera perdere peso.

E' assolutamente importante, però, che si tratti di cacao all'85% e che, inoltre, non sia trattato con alcali, che limitano l'attività del gene magro.

<<La dieta Sirt consiglia di mangiarne tre quadratini di cioccolato anche ogni giorno.>>

Il Tè verde

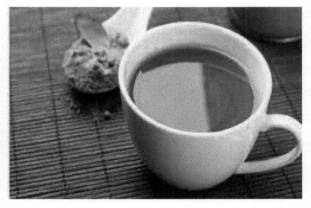

I benefici del tè verde ormai sono noti da più tempo, consolidati, adesso, dalla sua caratteristica di essere uno degli otto alimenti sirt per eccellenza. La varietà migliore è il Matcha, che non tutti conoscono. Questa bevanda è un eccellente attivatore di sirtuine che aiutano a bruciare i grassi, soprattutto se bevuto con del succo di limone in aggiunta.

Levistico

Pianta poco comune, il levistico anche detto "sedano di monte" o "prezzemolo dell'amore" richiama nell'aspetto il prezzemolo e il sedano,

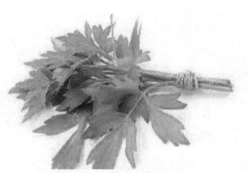

ma differisce dalle altre specie per via del gusto più intenso e deciso.

Prende il nome dal latino "levare", proprio per le sue capacità lenitive, viene largamente utilizzato in fitoterapia e anche in cucina. Il levistico Prende il nome dal latino *"levare"*, cioè togliere, con riferimento alle sue proprietà lenitive. Nel Medioevo, ad esempio, questa pianta officinale veniva impiegata per calmare il dolore, ma anche come diuretico e disinfettante. Molteplici sono i benefici del levistico: diuretico, antiedemico, antireumatico, deodorante, antisettico, carminativo, tonico e digestivo. Le parti maggiormente impiegate sono le sue foglie e il gambo, utili per condire piatti caldi come minestre e zuppe, legumi e anche patate.

Caffè

L'irrinunciabile bevanda del caffè, come il tè verde, è un Sirt food molto efficace e, altrettanto consumato dalla popolazione mondiale, ma di cui, molto probabilmente, si disconoscono le elevate proprietà brucia grassi.

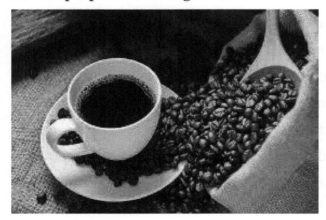

La caffeina possiede proprietà importanti tra cui: l'effetto lipolitico per favorire il dimagrimento, stimola infatti l'utilizzo

dei grassi per ricavarne energia e anche la termogenesi, che fa
aumentare la quantità di calorie bruciate. Il caffè, se assunto in
dosi massicce, inoltre fa diminuire l'appetito. Nota è anche la
capacità stimolatoria per facilitare la digestione.
Particolarmente conosciuto è l'effetto energetico e tonico della
caffeina sulla funzionalità cardiaca e nervosa. Non tutti lo sanno
ma la caffeina contiene anche proprietà antiossidanti,
antinfiammatorie. Robusto o arabica, il caffè rappresenta
comunque un rito tipicamente italiano e, secondo la dieta Sirt, è
possibile bere fino a 5 caffè al giorno, basti che si limiti
l'aggiunta di zucchero. Una abitudine molto diffusa è quella di
aggiungere del latte, va specificato, però, che tale aggiunta
riduce l'efficacia del gene magro.

Vino rosso

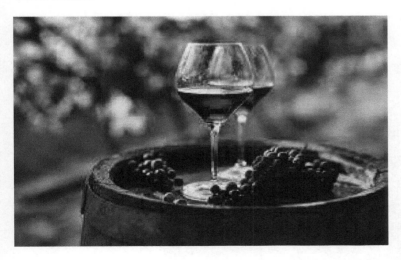

L'impatto benefico del vino, se consumato moderatamente, è
risaputo.

Ma si è scoperto solo di recente che esso appartiene alla categoria dei cibi sirt. La bevenda, oltre ad accompagnare i pasti, è bene impiegarla anche per cucinare grazie alle sue mille proprietà benefiche, sia per corpo che per la mente. Il vino rosso ha un impatto molto positivo sul corpo, protegge il nostro organismo perché ricco di potenti antiossidanti e composti vegetali che riducono il danno ossidativo all'interno del corpo come: resveratrolo, epicatechina e catechina. Fra tutte le varietà di vino esistenti, soltanto il Pinot nero è in grado di attivare bene le sirtuine. Bere vino rosso, inoltre, aiuta a prevenire i disturbi cardiaci e il cancro. La quantità consigliata di vino rosso è 1 calice ogni giorno per le donne e per gli uomini massimo 2.

L'assunzione di resveratrolo sotto forma di integratore, può essere l'alternativa più vantaggiosa per ottenerne i benefici sulla salute.

Fragole

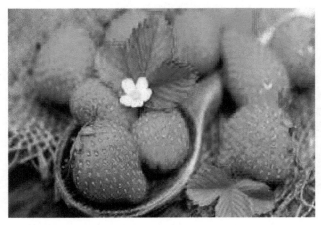

In linea generale tutta la frutta fa bene alla salute; leggera e rinfrescante è l'apporto ideale delle vitamine di cui il nostro organismo ha bisogno. A prevalere, per le sue proprietà sirt, è proprio la fragola. Essa si gustare fresca o utilizzarla in acqua per creare dei gustosi succhi che stimolano le sirtuine, purché siano realizzati in casa e senza l'aggiunta di zucchero. Le fragole, appunto, attivano il metabolismo e, proteggono anche i denti.

Gli antiossidanti contenuti nelle fragole sono: l'acido ellagico, la vitamina C e i flavonoidi che aiutano a dimagrire, attenuando le infiammazioni che impediscono agli ormoni di spingere il dimagrimento. Inoltre, gli antiossidanti presenti nelle fragole lavorano sull'aumento della adiponectina, un ormone che stimola il metabolismo e riduce l'appetito. Prevengono anche il diabete perché controllano la presenza di zucchero nel sangue e la formazione di quel fastidioso rotolino di grasso addominale. Fanno da contrasto naturale anche alla cellulite e alla ritenzione idrica, all'ipertensione e all'invecchiamento. In sintesi, se consumate all'interno di un buon programma alimentare come quello Sirt, permettono al corpo di ripristinare la naturale capacità di perdere peso.

Noci

Le noci, assieme alla grande varietà di frutta secca quali mandorle, pistacchi e nocciole, rappresentano un perfetto spuntino salutare, da consumare sia a metà mattinata che nel pomeriggio.

Per stimolare il gene magro basta mangiare quotidianamente soltanto tre noci.

Esse sono cibo perfetto per integrare, in maniera naturale, una dieta equilibrata, che miri al raggiungimento della forma fisica ideale.

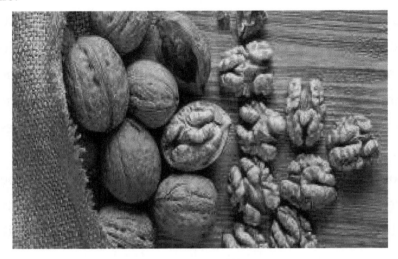

Oltre tutto sono anche un'incredibile riserva di energia, veloce da sgranocchiare, comoda principalmente per gli sportivi.

Contengono percentuali piuttosto elevate di grassi vegetali di Omega 3.

Questi ultimi lavorano sul corretto funzionamento dell'organismo.

L'aggiunta delle noci nei piatti che lo consentono aiuta anche ad abbassare il colesterolo, poiché ricco di grassi buoni.

Si fornisce di seguito un elenco dei benefici delle del consumo di noci: proteine, fibre vegetali, sali minerali tra cui il rame, il manganese, il fosforo ed il magnesio.

Il sedano

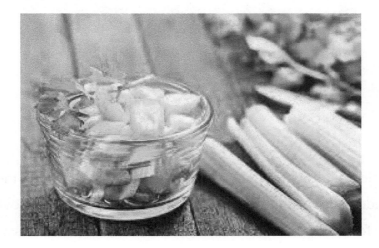

Il sedano per quanto possa sembrare un alimento comune, spesso anche sostituito con il prezzemolo, in realtà esso custodisce molti benefici.

Il primis c'è da sottolineare ne esistono di due tipi: bianco e verde.

Quello chiaro ha sapore più delicato ma compromette anche la sua capacità di attivare la produzione del gene magro.

Esso comunque è un nutriente attivatore della sirtuina: apigenina e luteolina. Le sue parti più nutritive sono il cuore e le foglie.

Il cavolo

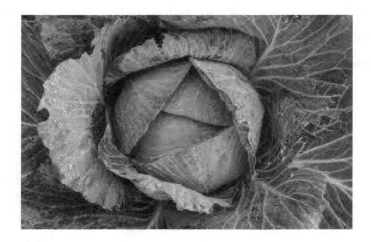

Il cavolo è l'alimento per eccellenza più salutare del mondo: possiede una varietà di proprietà benefiche e, perciò, dovrebbe essere fondamentale nella nostra alimentazione. E' antiossidante e antinfiammatorio, anche disintossicante, ricco di sali minerali tra cui calcio e ferro. Pensate che rappresenta il principale sostituito della carne. Nutrienti attivatori della sirtuina: kaempferol e quercetina.

Per mantenere le sostanze nutritive è consigliabile cuocerlo a vapore, in maniera tale che queste non si disperdano nell'acqua, non alterando la qualità delle fibre vegetali che ha al suo interno.

Si precisa, inoltre che, per le stesse motivazioni di cui sopra, la cottura non dovrà superare i 5 minuti. La dieta Sirt consiglia di consumarli almeno due o tre volte alla settimana.

Il grano saraceno

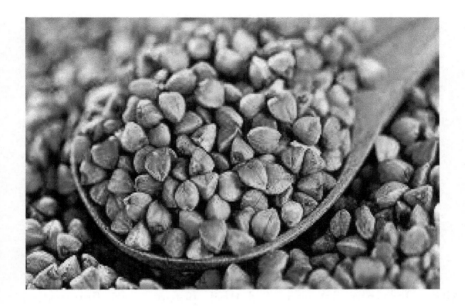

Il grano saraceno, come erroneamente si crede, non è cereale, ma una poligonacea. Ha un potente mix nutrizionale che lo rende alimento ideale soprattutto in inverno o sotto stress grazie al suo surplus di energia: aiutano a superare malumore, infiammazioni e stanchezza cronica. E' una delle fonti più note di rutina, sostanza che attiva la stimola il dimagrimento. Tra le altre proprietà troviamo: il ferro, il magnesio, il potassio, il selenio, lo zinco e il rame che intervengono nella riduzione della pressione sanguigna e nel funzionamento di nervi e muscoli, ma anche della tiroide, regolando l'insulina.

Datteri Medjool

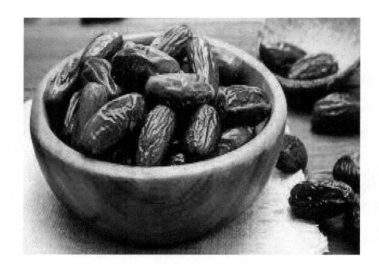

Altro elemento sirt sono i datteri, potenti antinfiammatori e rimineralizzanti naturali. I datteri, inoltre, sono un'ottima fonte di potassio e anche di fosforo. Contengono anche sali minerali in abbondanza.

Ricchi di proprietà antinfiammatorie, essi apportano beneficio soprattutto all'intestino e alle vie respiratorie. I nutrienti attivatori della sirtuina sono l'acido gallico e l'acido caffeico presenti al loro interno.

Questo alimento in genere si consuma secco; ma per godere di tutte le sue proprietà, è consigliabili mangiarli freschi, poiché sono più ricchi di vitamine e, cosa importante per chi intende perdere peso, contengono metà delle calorie rispetto a quelli secchi. Insomma, dalla loro descrizione, sono un vero e proprio mix energetico, utile in caso di debilitazione fisica, affaticamento e stanchezza e anche per chi pratica tanto sport. C'è da dire che contengono anche tanti zuccheri: il 66% per l'esattezza, e per questo non sono indicati per chi soffre di diabete.

Proprio per l'elevata presenza zuccherina, può apparire strano che i datteri facciano parte della dieta sirt. Ma la spiegazione è che lo zucchero contenuto nei datteri è diverso dallo zucchero raffinato, in più è anche bilanciato da polifenoli che sono proprio loro ad occuparsi dell'attivazione del gene magro.

Gioca a favore di questa tipologia di datteri anche il fatto che sono utili per evitare il rischio di disturbi cardiaci.

Capperi

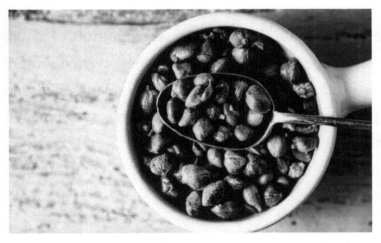

Abbiamo sempre creduto, erroneamente, che i capperi fossero frutti, in realtà, però, si tratta di boccioli di fiori. Questa pianta è particolarmente ricca di potenti nutrienti che favoriscono la produzione della sirtuina, tra questi: kaempferolo e quercetina.

Molto più di altri alimenti, i capperi svolgono una considerevole azione antiossidante, grazie principalmente ai flavonoidi che hanno effetti benefici sul metabolismo e sul colesterolo: abbassano i livelli ematici e, inoltre, hanno azione antitrombotica.

La quercetina dei capperi svolga anche attività di protezione delle articolazioni: stimola le cellule che sviluppano la cartilagine e impediscono gli stati infiammatori come artriti e artrosi. La rutina protegge anche l'apparato circolatorio, favorendo la micro-circolazione. E, tra le molte proprietà di cui dispongono i capperi, vi sono quelle antitumorali e di rafforzamento del sistema immunitario. Aiutano anche a ridurre i livelli di zuccheri nel sangue.

Contengono anche tanta betacarotene e, soprattutto, hanno un apporto calorico molto basso. I capperi vanno sempre consumato a crudo, aggiungendoli ai nostri piatti all'ultimo momento, perchè con la cottura perde l'aroma e assume un sapore tendente all'amarognolo.

Olio extravergine d'oliva

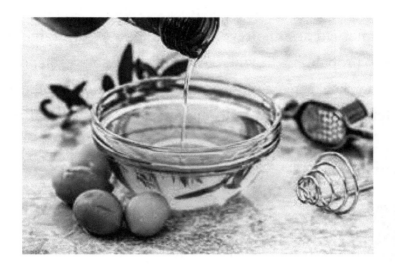

Anche l'olio extravergine di oliva, già noto per le sue innumerevoli caratteristiche benefiche che lo rendono un prodotto fondamentale per l'organismo, rientra nei cibi previsti dalla dieta Sirt. Include tantissime vitamine, altrettanti antiossidanti e fitosteroli. Lassativo e antidolorifico soprattutto in caso di dolori articolari, è indicato anche nella prevenzione di malattie cardiovascolari.

E' Antiossidante: sua proprietà principale, grazie ai fenoli e ai tocoferoli capaci di contrastare i radicali liberi. L'olio consente anche di restare in forma, contribuendo a mantenere il peso forma e sviluppando prima il senso di sazietà. In più i suoi acidi grassi stimolano il metabolismo e favorisce anche il transito intestinale. I principi nutrienti attivatori della sirtuina sono: oleuropeina e idrossitirosolo.

L'olio d'oliva contribuisce a ritardare il deterioramento mentale. E' anche un valido alleato contro il cancro, il diabete ed il colesterolo: chi assume regolarmente l'olio extravergine d'oliva ha meno probabilità di svilupparlo. Gli acidi, poi, regolano i livelli di zucchero nel sangue. Consumare olio fa aumentare il livello di colesterolo buono e favorisce l'eliminazione di quello cattivo.

Curcuma

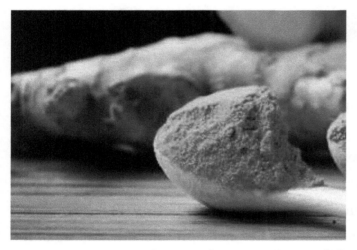

La curcuma, conosciuta anche come "oro solido indiano", è una spezia antiossidante dalle proprietà curative, depurative e antitumorali. Difatti, è conosciuta per la produzione di bile da parte del fegato e fluidificante del sangue ed è anche in grado di contrastare l'azione dei radicali liberi, responsabili dei processi di deterioramento delle cellule dell'organismo.

Il principio attivo maggiormente rilevante è la curcumina che attiva anche il gene magro, dalle proprietà antitumorali, in grado di bloccare un enzima responsabile dello di diversi tipi di cancro. Essa si è dimostrata anche un ottimo antidolorifico impiegato nel trattamento di infiammazioni, dolori articolari, artrite e artrosi.

Profilo Nutrizionale - La dieta

Come ricordato nei capitoli precedenti, determinati cibi, se opportunamente stimolati, aiutano l'organismo a bruciare in modo più veloce le calorie ingerite, favorendo un dimagrimento rapido, per nulla faticato.

Il profilo nutrizionale degli alimenti previsti nella dieta Sirt fanno riferiscono a una serie di parametri che permettono di classificarli in base alla loro rispettiva composizione nutrizionale. E, inoltre, anche all'influenza di questi elementi nella tutela dello stato di salute, con relativa prevenzione delle malattie croniche legate all'alimentazione che potrebbero comprometterlo. I profili nutrizionale, solitamente, guidano le scelte dei consumatori rispetto al cibo da preferire. Aiutano dunque le persone a compiere scelte salutari: il profilo nutrizionale di un alimento si pone come la giusta linea guida per un'alimentazione più consapevole e, soprattutto, più sana.

La dieta Sirt è sicura per la salute?

Certo che sì.

La particolarità della dieta Sirt (come più volte evidenziato) è il fatto che non prevede l'esclusione di nessun dei cibi, bensì l'introduzione dei cosiddetti *cibi Sirt* nell'alimentazione quotidiana.

Per il profilo nutrizionale complessivo del piano alimentare, i nutrizionisti Goggins e Matten raccomandano di non superare mai le 1000 calorie, questo per quanto riguarda i primi giorni della dieta in cui si possono consumare tre succhi verdi ed un pasto solido; nei giorni successivi, invece, le calorie possono essere aumentate fino ad un massimo di 1.500 calorie, con la possibilità di consumare ben due pasti solido, e non più uno. Vediamo quali sono nel dettaglio i profili nutrizionali dei cosiddetti "sirtfood".

Il primo alimento in grado di attivare le sirtuine è il peperoncino, di cui abbiamo già descritto le proprietà benefiche. Adesso ai fini di un regime alimentare sano ed equilibrato scopriamo, invece, l'aspetto meramente nutrizionale di prodotto.

100 grammi di peperoncino, ad esempio, contengono 282 kcal, oltre a:

- proteine 13,46 g

- carboidrati 49,7 g

- zuccheri 7,19 g

- grassi 14,28 g

- colesterolo 0 mg

- fibra alimentare 34,8 g

- sodio 1640 mg.

Altro sirtfood di cui abbiamo parlato è il cioccolato fondente. Per quanto riguarda questo alimento il piano è il seguente:

100 grammi di cioccolato fondente contengono 546 kcal. I carboidrati rappresentano buona parte dell'alimento, esattamente il 60% nei grammi indicati. La quantità dei grassi invece è del 30%, mentre dal punto di vista delle proteine, il prodotto ne dispone solo del 5%. Salta subito all'occhio, inevitabilmente, l'apporto calorico del cioccolato, ma diversi studi hanno dimostrato che nonostante ciò regolare di cioccolato ha dimostrato di avere dei benefici sulla salute e anche per la dieta.

Segue nella lista degli alimenti sirt il tè verde che, come abbiamo visto, è considerato una vera e propria divinità per bruciare i grassi. Esso, infatti, possiede soltanto 2 calorie, basandoci su una tazza grande di tè verde. Presenta 0% di grassi, 0 % di proteine e 0,47% di carboidrati. I suoi valori nutrizionali rasentano lo zero e, in più, è importante sapere che alcuni studi hanno dimostrato che bere 3 tazze di tè verde al giorno permette di bruciare fino ad un massimo di 80 calorie in più.

Passiamo adesso alla composizione nutrizionale del levistico, meglio noto come il sedano di montagna. Seppur questa pianta non sia ancora abbastanza conosciuta, abbiamo visto come sia particolarmente benefica per la salute. L'essere poco nota tra le persone, non ha consentito neppure di approfondire gli studi su questo alimento che, ancora oggi, risulta poco studiata. I valori nutrizionali per 100g di levistico sono i seguenti:

- Oli essenziali 2%
- Proteine 18,54 gr
- Fibre 4,45 gr
- Magnesio 6,76 gr
- Calcio 104,1 mg
- Potassio 142 mg
- Sodio 3,9 mg
- Ferro 0,25 mg
- Rame 0,14 mg
- Magnanese 0,65 mg
- Zinco 4,12 mg.

Approfondiamo, invece, quelli che sono i valori nutrizionali della bevanda italiana per eccellenza, il caffè, le cui proprietà sirt lo rendono anche un alimento dello specifico piano alimentare.

Si consiglia di assumere massimo 300 mg al giorno di caffeina, che equivalgono a 3 tazzine. Forniamo le indicazioni, considerando anche questa volta 100 grammi di caffè che contengono soltanto 9 calorie

212 mg di caffeina

0,2 gr di grassi

1,7 gr di carboidrati

2 mg di calcio

115 di potassio

80 mg di magnesio.

La nostra indagine nutrizionale continua esaminando le componenti del vino rosso, altro elemento fondamentale nella Dieta Sirt. Questa bevanda, particolarmente amata, contiene circa 75 kcal, così distribuite:

- carboidrati 0,85 Kcal (1,13%)
- alcool 74,15 Kcal (98,87%).

Sono allo 0% i valori di grassi e proteine.

Un altro cibo sirt, ricco di nutrienti e povero di calorie, utile quindi per il metabolismo, sono le fragole. Il frutto, tra i più gustosi, è un toccasana per reni e cervello. Una porzione di 100 grammi di fragole contengono 27 kcal. Nello specifico si tratta di:

- Acqua 90,5 g
- Carboidrati 5,3 g
- Zuccheri 5,3 g
- Proteine 0,9 g
- Grassi 0,4 g
- Colesterolo 0 g
- Fibra totale 1,6 g
- Sodio 2 mg
- Potassio 160 mg
- Ferro 0,8 mg
- Calcio 35 mg

- Fosforo 28 mg
- Vitamina B1 0,2 mg
- Vitamina B2 0,04 mg
- Vitamina B3 0,5 mg
- Vitamina A tracce
- Vitamina C 54 mg.

Proseguiamo con l'etichetta nutrizionale delle noci. Quest'ultimo è un alimento molto calorico e fornisce altrettanta energia, in termini di calorie parliamo di circa 650-660 calorie per 100 grammi. Ecco i valori nutrizionali di questo frutto:

- Grassi 54 g
- Acidi grassi saturi 9 g
- Acidi grassi polinsaturi 15 g
- Acidi grassi monoinsaturi 28 g
- Acidi grassi trans 0,1 g
- Colesterolo 0 mg
- Sodio 273 mg
- Potassio 632 mg
- Carboidrati 21 g
- Fibra alimentare 7 g
- Zucchero 4,2 g
- Proteine 20 g
- Vitamina A 3 IU
- Vitamina C 0,5 mg
- Vitamina D 0 IU

- Vitamina B6 0,4 mg
- Vitamina B12 0 µg
- Magnesio 229 mg
- Calcio 117 mg
- Ferro 2,6 mg:

Adesso passiamo ad analizzare la composizione del sedano. Si tratta di una pianta poco calorica, l'ideale quindi per perdere peso con facilità. Esso contiene quasi completamente acqua: parliamo dell'88%, 2,2% di zuccheri, 2,3% di proteine, 1,6% di fibre e soltanto una piccola percentuale di grassi, 0.2%.

Un altro sirt food a bassissimo apporto calorico, e per questo presente in molte diete, è il cavolo. Alto, tra l'altro, è il senso di sazietà che rilascia nell'organismo. Ferro, calcio, fosforo, potassio, vitamine, è quanto troviamo nei cavoli. Ma scopriamo meglio i valori di composizione per 100 grammi che apportano in media 30 Calorie: 0,3 g di lipidi e 2,5 g di proteine.

Come abbiamo visto, anche il grano saraceno è un acceleratore per bruciare grassi. Fonte di minerali, é particolarmente di ricco di vitamine del gruppo B, fibre, fosforo, potassio, ferro, rame e magnesio. 100 grammi di questo prodotto contengono 343 calorie, esattamente:

72 g di carboidrati,

13 g di proteine

3,4 g di grassi.

Altro cibo brucia grassi sono i datteri, un'ottima fonte di potassio, fosforo e sali minerali, etichettato non a caso come un rimineralizzante. Scopriamo meglio calorie e valori nutrizionali di 100 g di datteri:

- Acqua 17,30g
- Carboidrati 63,10g
- Zuccheri solubili 63,10g
- Proteine 2,70g
- Grassi 0,60g
- Fibra 8,70g
- Sodio 5mg
- Potassio 750mg
- Ferro 2,70mg
- Calcio 69mg
- Fosforo 65mg
- Vitamina A, B1, B2, B3.

Altro cibo ad avere un valore energetico molto basso sono i capperi. Zero lipidi e pochissime proteine, ma al contempo sono particolarmente forniti di fibre e carboidrati. Possiede le vitamine A, C e E, ma non in quantità elevate.

Ha anche magnesio, ferro e rame.

Elemento massicciamente presente nei cappelli è il sodio, nocivo per chi soffre di ipertensione: in 20 grammi di capperi c'è lo stesso quantitativo di sodio di 150 litri di acqua oligominerale.

L'olio extravergine di oliva è uno degli alimenti sirt fondamentali e, inoltre, è uno degli alimenti principali anche di molte diete perchè sano e nutriente.

Dispone di proprietà utili per il benessere generale dell'organismo.

Di seguito riportiamo le caratteristiche nutrizionali di 100 ml di olio che vede 884 kcal, precisando però di non lasciarsi impressionare dalle calorie contenute, in quanto si tratta di grassi vegetali e non causano, quindi, l'innalzamento di colesterolo nel sangue.

Nell'arco di una giornata la quantità di olio che bisogna consumare è 40 g, nonchè solo 353 kcal.

Proteine	0 g
Carboidrati	0 g
Zuccheri	0 g
Grassi	99 g

I grassi dell'olio extravergine di oliva comunque vengono metabolizzati più rapidamente di altri tipi di grassi.

L'ultimo dei cibi previsti nel programma Sirt è la curcuma, una spezia antiossidante, depurative e antitumorale.

I valori nutrizionali di 100 grammi di curcuma, oltre a 354 kcal contenute, sono:

- Proteine 7,83 g
- Carboidrati 64,93 g
- Zuccheri 3,21 g
- Grassi 9,88 g
- Fibra alimentare 21,1 g
- Sodio 38 mg.

Fase 1: Tre chili in sette giorni

Anche la Dieta Sirt, così come altri piani alimentare da seguire, si compone di più fasi. In genere si tratta di due: una iniziale e una da mantenere per più tempo, come in questo caso. Pertanto, possiamo parlare di una fase 1 e di una successiva fase 2, contraddistinte da due programmi alimentari ben diversi.

La prima fase viene anche chiamata "tre chili in sette giorni", vale a dire che si possono perdere fino a tre chilogrammi nella prima settimana di dieta. Vediamo nel dettaglio come e perché si riesce a scendere di peso.

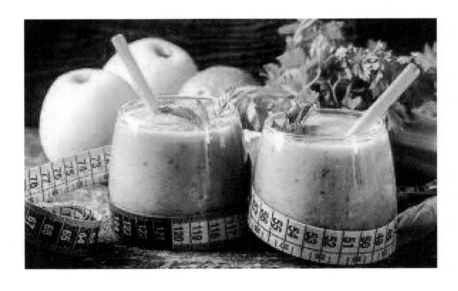

Durante i primi tre giorni di dieta Sirt si consiglia di consumare succhi Sirt, che come abbiamo visto in precedenza non sono altro che delle bevande verdi perché realizzate con alimenti sirt del medesimo colore cromatico: rucola, prezzemolo, sedano, cavolo riccio, limone e anche tè verde.

E' necessario abbinare il succo ad un pasto solido che, nell'esattezza, disponga di un contenuto di sirtuine per circa 1000 calore. Per i primi giorni, ai fini del raggiungimento degli obiettivi di dimagrimento prefissati, le calorie indicate non devono mai essere superate.

Questa prima fase, quindi, si caratterizza per la riduzione più o meno drastica delle calorie che abitualmente ingeriamo. Cosa ne consegue da riduzione calorica appena descritta? Ve lo spieghiamo subito. Se si è precisi nel non superare le 1000 calorie, la conseguenza è la perdita di circa tre chili. Un risultato più che incoraggiante. La fase 1, inoltre, è un periodo abbastanza tranquillo dal punto del benessere fisico, non occorre nemmeno dover faticare con sport e attività motorie, in quanto sono proprio i sirtfood con le loro esclusive proprietà ad occuparsi del lavoro più faticoso, ovvero quello di smaltire. Quindi niente più caccia alle pillole e agli integratori brucia grassi, che talune volte hanno anche un costo piuttosto elevato.

Gli alimenti della dieta, invece, come più volte evidenziato, sono facilmente reperibili e, soprattutto, anche altrettanto economici. Ricapitolando, il menù da seguire nella prima fase prevede una parte fissa, nonché l'assunzione del succo verde, pensato dai due specialisti, perché aiuta a moderare anche l'appetito del cervello. Ricapitolando bisogna assumere un succo sirt almeno un'ora prima di consumare il pasto solido, viceversa, se si consuma prima il pasto solido bisogna attendere due ore prima di bere il succo verde. Quanto descritto per la restrizione calorica, si precisa, che vale soltanto per i primi tre giorni dall'inizio del piano Sirt.

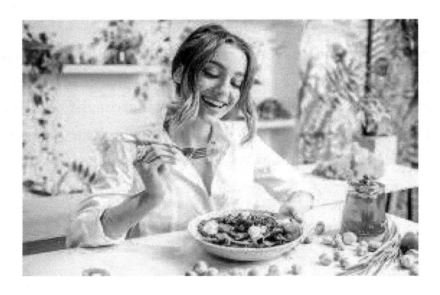

Per i successivi quattro giorni della prima settimana le calorie giornaliere possono aumentare a 1500. Sono ammessi così due pasti solidi composti esclusivamente da alimenti ricchi di sirtuine, da associare, ovviamente, a due succhi verdi.

La fase 1, essendo quella più intensa, garantisce complessivamente la perdita di ben 3,2 chili in 7 giorni e, per questo, è quella che produce, con celerità, buoni risultati. Tuttavia alla fine dei sette giorni dovreste aver perso circa 3,2 chili.

Ecco una pratica calendarizzazione della fase 1 che potete seguire:

Da lunedì a mercoledì (primi 3 giorni)
3 succhi verdi Sirt da bere appena svegli, a metà mattina e a metà pomeriggio, 1 pasto solido ad esempio: scaloppina di tacchino con contorno di verdure.

Per concludere 15-20 g di cioccolato fondente all'85%.

Da giovedì a domenica (restanti 4 giorni) 2 succhi verdi Sirt e 2 pasti solidi, ad esempio spaghetti di grano saraceno con sedano e cavolo riccio.

Fase 2: il mantenimento

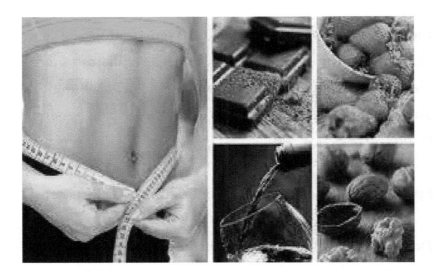

Superata la prima settimana come da descrizione sopra, si inizia a parlare, invece, di mantenimento: ogni alimento da mangiare deve contenere obbligatoriamente proteine sirtuine. Il mantenimento, per l'appunto, è la fase 2. Essa ha una durata maggiore rispetto alla fase iniziale, poiché dura due settimane anziché una, ed è volta a rafforzare il dimagrimento raggiunto con la fase 1: ecco perché è detta di mantenimento.

Durante questa fase non sono previste limitazioni sulle calorie, bensì si tratta soltanto di alcune precise raccomandazioni da seguire, continuando ad assumere altri cibi Sirt, tra cui: cioccolato fondente, vino rosso, agrumi, caffè, cavolo, mirtilli, capperi, tè verde, soia e fragole. Nella fase 2 è fondamentale che i cibi siano bilanciati: non ci sono limiti di quantità e dosi. I nutrizionisti, infatti, attenendosi comunque a delle indicazioni caloriche, consigliano di mangiare cibi sirt finchè non si raggiunge la sazietà, ovviamente, quest'ultimo non è un invito a fare abbuffate o esagerazioni anche con il vino, che è comunque una bevanda alcolica. Bisogna tenerlo sempre presente.

Domande e risposte

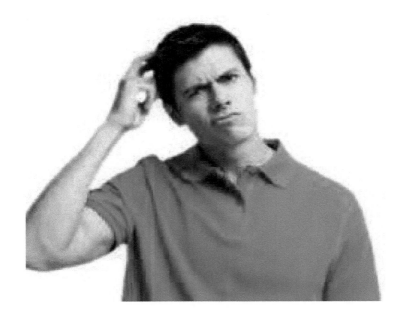

✓ E' necessario fare attività fisica durante la fase 1?

La risposta a questa domanda è no. Non è affatto necessario praticare sport per perder peso durante la fase 1, già individuata come fase di dimagrimento. Si riesce a perdere 3,2 kg grazie alla particolare attività svolta dai cibi sirt, fulcro del piano alimentare. Sono proprio loro a faticare al posto nostro. Quindi nessun sacrificio con la dieta Sirt.

✓ Si possono mangiare tutti i sirt food, oppure sono da preferire solo quelli a basso contenuto calorico?

Sì. I cibi sirt non rappresentano una preoccupazione dal punto di vista calorico perché lavorano sulla riattivazione del metabolismo. L'unica eccezione probabilmente è per i datteri ed il vino rosso, con i quali non bisogna esagerare.

✓ Voglio perdere massa grassa ma non quella muscolare. E' possibile riuscirci?

Sì, il dimagrimento della Sirt tiene conto di questo aspetto: nessuna perdita di tonicità muscolare, ma solo un abbassamento del grasso corporeo. I cibi sirt promuovono la crescita muscolare, quindi è possibile acquisire un aspetto migliore.

✓ Sono una persona con problemi di obesità. La Dieta Sirt va bene anche nel mio caso?

Sì, questa dieta non desta alcuna preoccupazione. Anzi l'assunzione di sirtfood aiuta a prevenire l'insorgenza di alcune malattie croniche causate proprio dall'obesità.

✓ Sono uno sportivo. Posso provvedere al mio mantenimento fisico con questa dieta?

Anche in questo caso la risposta è sì. Gli alimenti di programma sono una strategia perché consente di raggiungere degli ottimi obiettivi di forma fisica.

Ricette

La vastissima gamma di alimenti Sirt consente di realizzare diverse ricette, tutte buone e diversificate tra loro. Un vantaggio in più per mantenersi in forma e sbizzarrirsi con la cucina. I sirtfood, inoltre, grazie alla loro versatilità, permettono di preparare anche numerosi piatti freddi, ideale durante questi mesi estivi. Seguire questo programma è molto più facile di quanto possa sembrare. Non tutte le diete sono delle faticacce.

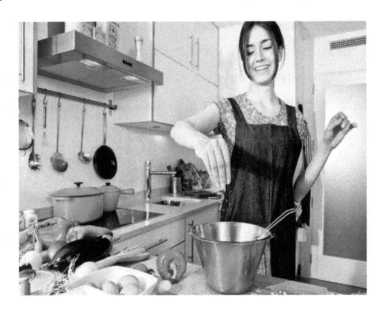

Di seguito vi riportiamo anche un menù settimanale che potete usare come esempio informativo, poiché spetta solo ad uno specialista formulare un piano personalizzato in base alle vostre necessità.

ESEMPIO MENU' SETTIMANALE:

Lunedì
- ✓ colazione: un bicchiere di acqua, una tazzina di caffè o tè, una tazza di succo verde
- ✓ pranzo: una porzione di succo verde
- ✓ spuntino: un pezzo di cioccolato fondente
- ✓ cena: grano saraceno, pollo e verdure a nostra scelta
- ✓ dopo cena: cioccolato fondente

Martedì:
- ✓ colazione: un bicchiere di acqua, una tazzina di caffè o tè, una tazza di succo verde
- ✓ pranzo: due succhi verdi
- ✓ spuntino: un pezzo di cioccolato fondente
- ✓ cena: cous-cous o farro o orzo, verdure, pollo o pesce
- ✓ dopo cena: cioccolato fondente

Mercoledì:
- ✓ colazione: un bicchiere di acqua, una tazzina di caffè o tè, una tazza di succo verde
- ✓ pranzo: due succhi verdi
- ✓ spuntino: un pezzo di cioccolato fondente
- ✓ cena: verdure a quantità, pollo o pesce
- ✓ dopo cena: un pezzo di cioccolato fondente

Giovedì:
- ✓ colazione: un bicchiere di acqua, una tazzina di caffè o tè, una tazza di succo verde
- ✓ pranzo: muesli
- ✓ spuntino: un succo verde
- ✓ cena: minestra di verdure

Venerdì:
- ✓ colazione: un bicchiere di acqua, una tazzina di caffè o tè, una tazza di succo verde
- ✓ ranzo: insalata di grano saraceno con verdure
- ✓ spuntino: un succo verde
- ✓ cena: pesce o carne con verdure e patate

Sabato:
- ✓ colazione: un bicchiere di acqua, una tazzina di caffè o tè, una tazza di succo verde
- ✓ pranzo: omelette e pancetta
- ✓ spuntino: una tazza di succo verde
- ✓ cena: pollo, noci e prezzemolo, cipolla rossa, insalata di pomodori

Domenica:
- ✓ colazione: un bicchiere di acqua, una tazzina di caffè o tè, una tazza di succo verde
- ✓ pranzo: insalatona accompagnata da pesce o pollo
- ✓ spuntino: una tazza di succo verde

✓ cena: pesce o carne cotta con un filo di vino rosso e per contorno insalata e verdura.

Questo è, come già esposto, un esempio pratico di menù settimanale realizzato con alcuni degli elementi sirt. Ovviamente lo si può variare in base alle rispettive preferenze di sirt. Come avete visto non ci sono carboidrati, nulla viene fritto, si parla sempre di cotture alla piastra o preferibilmente al forno. Non ci sono nemmeno bibite cassate, le nostre sono esclusivamente: acqua, tè, caffè, vino rosso e il succo verde.

Adesso, per chi ha piacere, vi proponiamo anche qualche ricetta facile da preparare ma altrettanto buona da gustare. Sempre e solo con i sirtdfood.

Petto di pollo al forno con pesto di noci e prezzemolo e insalata di cipolle rosse

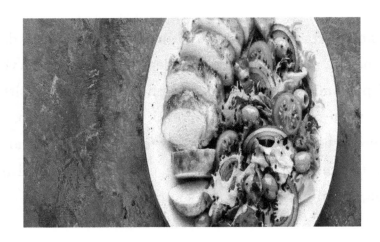

Questo rappresenta un ottimo pasto solido che rispetta i criteri della Dieta Sirt, accompagnabile con un bicchiere di vino rosso.

Ecco a voi gli ingredienti utilizzabili:

15g di prezzemolo

15g di noci

15g di parmigiano

1 cucchiaio di olio extra vergine di oliva

succo di 1/2 limone

50ml di acqua

150g di petto di pollo

20g di cipolle rosse

1 cucchiaino di aceto di vino rosso

35g di rucola

100g di pomodori

1 cucchiaino di aceto balsamico

Procedimento

Il procedimento è molto semplice: Si inizia con il preparare il pesto, mettendo prezzemolo, noci, parmigiano, olio di oliva, metà del succo di limone e un po' d'acqua in un frullatore, fino ad ottenere un composto liquido. Gradualmente si dovrà aggiungere dell'acqua, in base alla consistenza che uno preferisce.

Intanto mettiamo a marinare il petto di pollo con 1 cucchiaio di pesto e il succo di limone che è avanzato prima, riponiamolo in frigorifero per 30 minuti.

Scaldiamo adesso una padella da forno a fiamma alta, cosi da metterci a friggere il pollo per circa due minuti. Poi bisogna trasferire il tutto nel forno, già preriscaldato a 200 gradi e teniamo in cottura per 8 minuti.

Passiamo al contorno: mettiamo a marinare le cipolle nell'aceto di vino rosso per 5-10 minuti, dopo bisogna scolarle.

Togliamo il pollo dal forno e versiamoci sopra il pesto. Copriamo con un foglio di alluminio e lasciamo riposare 5 minuti.

Mescoliamo la rucola, i pomodori e le cipolle con aceto balsamico.

Passiamo alla realizzazione di un'altra ricetta

Pollo con cipolla rossa e cavolo riccio

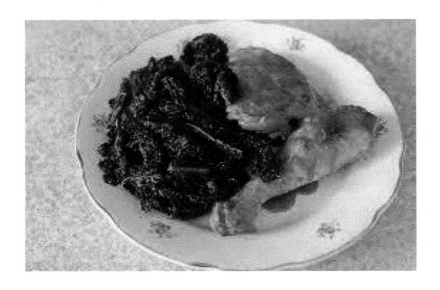

Ecco gli ingredienti:

    120 g petto di pollo

    130 g di pomodori

    1 peperoncino

    1 cucchiaio di capperi

    5 g di prezzemolo

    succo di limone

    2 cucchiaini di olio extravergine di oliva

    2 cucchiaini di curcuma

    50 g di cavolo riccio

    20 g di cipolla rossa

    1 cucchiaino di zenzero fresco

    50 g di grano saraceno

Preparazione

Ora che abbiamo chiaro cosa utilizzare, passiamo alla preparazione. Mettiamo a marinare il petto di pollo per 10 minuti con 1/4 di succo di limone, 1 cucchiaino di olio e un altro di curcuma. Tagliamo a dadini 130 g di pomodori e li condiamo con il peperoncino, 1 cucchiaio di capperi, 1 cucchiaino di curcuma e uno di olio, succo di 1/4 di limone e prezzemolo tritato.

Cuociamo il petto di pollo per un minuto per lato e, poi, continuiamo la sua cottura nel forno per circa 10 minuti a 220°. Lasciamolo riposare coperto da un foglio d'alluminio.

Passiamo alle verdure:

mettiamo a cuocere a vapore per 5 minuti il cavolo tritato in base alle nostre preferenze. In una padella soffriggiamo la cipolla rossa con un cucchiaino di zenzero e uno di olio, e aggiungiamo i restanti ingredienti per insaporire il tutto prima di servire.

Bocconcini di tofu in agrodolce

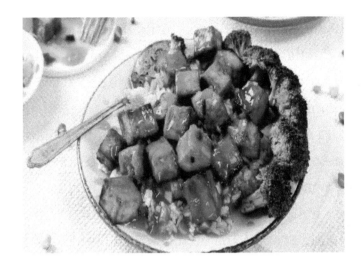

Di seguito gli ingredienti per preparare questa ricetta:

400 g di tofu tagliato a cubetti

1 cucchiaio di farina di mais

1 cucchiaio di acqua

125 ml di brodo

1 cucchiaio di vino

1 cucchiaio di passata di pomodoro

1 cucchiaio di zucchero di canna

1 cucchiaio di salsa di soia

1 spicchio d'aglio

5 cm di zenzero fresco

1 cucchiaio di olio

prezzemolo

Procedimento:

disponiamo il tofu su carta da forno e mettiamolo da parte ben coperto.

In un recipiente mescoliamo la farina di mais con acqua.

Aggiungi il brodo, il vino, la passata di pomodoro, lo zucchero di canna e la salsa di soia, l'aglio e lo zenzero precedentemente tritati e mescoliamo tutto insieme.

Scaldiamo l'olio ad alta temperatura e aggiungiamo il tofu per farlo dorare.

Quindi aggiungiamo anche la salsa, tenendola sul fuoco finchè non si addensa e servire il tutto.

Conclusioni

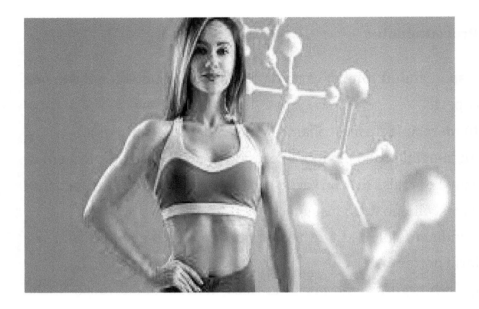

Come abbiamo potuto vedere nel corso di queste pagine, i vantaggi della dieta Sirt sono tanti.

Sottolineando anche il numero delle calorie è semplicemente indicativo, non è una restrizione rigida o un obiettivo da raggiungere a tutti i costi.

La varietà dei piatti, inoltre, è molto ampia, noi ne abbiamo proposta solo qualcuna.

Le ricette da seguire sono realizzate con cibi sirt facili da trovare, non sono per nulla costosi e in più, sono prodotti che saziano senza dover avvertire altro senso ulteriori attacchi fame, tipici di molte altre diete.

E inoltre non si arriva nemmeno affamati agli stessi pasti.

Si può parlare di una restrizione calorica, sempre indicativa, solo **nella fase 1 cioè quella del dimagrimento**. *Quest'ultima dura solo una settimana.*

Secondo i promotori di questo regime alimentare, che è stato dimostrato essere in grado di perdere circa 3,2 kg in una settimana, sono numerose le persone che hanno tratto beneficio da questa dieta, personaggi famosi compresi, tra cui la cantante inglese Adele che ha perso chili significativi grazie a questo programma.

Una vera e propria trasformazione.

Vogliamo specificare che i dettagli di questa dieta sono illustrati minuziosamente anche nel libro che i due nutrizionisti hanno scritto insieme. Il testo si intitola "Sirt, la dieta del gene magro" in cui si spiega il concetto di "gene magro".

La **Fase 2** è quella di mantenimento e **dura 14 giorni**. Durante questo periodo l'obiettivo primario sarà consolidare il dimagrimento, tuttavia sarà possibile continuare a perdere peso continuando a nutrirsi in abbondanza con cibi Sirt.

Aidan Goggins e *Glen Matten* assicurano che **i chili persi non si riprenderanno**. Inoltre la dieta potrà essere seguita in base alle necessità, quando si desidera eliminare qualche chilo o centimetro di troppo, ma non per un periodo prolungato. Praticare un po' di attività fisica farà di sicuro bene sia durante la prima che la seconda fase, *ça va sans dire*.

Tuttavia, il nostro consiglio prima di intraprendere un nuovo regime alimentare per dimagrire, è quello di **farsi seguire da uno specialista**, perché il benessere psicofisico passa anche da un'alimentazione corretta e studiata su misura.

Lightning Source UK Ltd.
Milton Keynes UK
UKHW020849120421
381842UK00001BA/5